CONTRIBUTION A L'ÉTUDE

DES ASSOCIATIONS

DU TABES ET DE L'HYSTÉRIE

PAR

LE DOCTEUR A.-H. ROUFFILANGE

ANCIEN CHEF DES TRAVAUX CHIMIQUES ET CHARGÉ DE COURS
A L'ÉCOLE DE MÉDECINE D'ALGER
PHARMACIEN AIDE-MAJOR DÉMISSIONNAIRE

PARIS
G. STEINHEIL, ÉDITEUR
2, RUE CASIMIR-DELAVIGNE, 2

1893

CONTRIBUTION A L'ÉTUDE

DES ASSOCIATIONS

DU TABES ET DE L'HYSTÉRIE

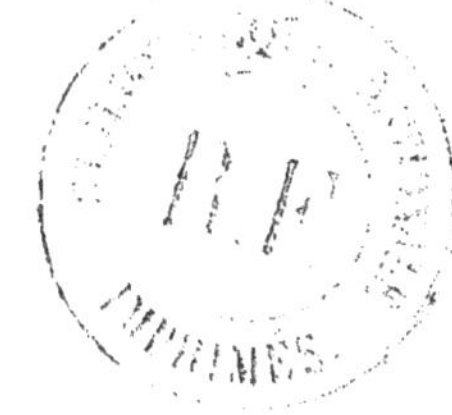

PAR

Le Docteur A.-H. ROUFFILANGE

ANCIEN CHEF DES TRAVAUX CHIMIQUES ET CHARGÉ DE COURS
A L'ÉCOLE DE MÉDECINE D'ALGER
PHARMACIEN AIDE-MAJOR DÉMISSIONNAIRE

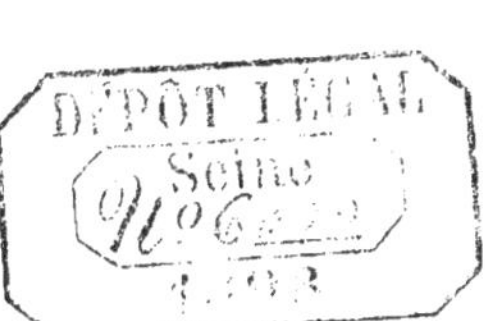

PARIS
G. STEINHEIL, ÉDITEUR
2, RUE CASIMIR-DELAVIGNE, 2

1893

CONTRIBUTION A L'ÉTUDE

DES ASSOCIATIONS

DU TABES ET DE L'HYSTÉRIE

« Les associations morbides n'ont pas encore d'histoire « générale. Cette histoire ne sera pas écrite de sitôt, car très « vaste est son cadre et très insuffisants les faits nécessaires « pour le remplir. *Il faut donc se contenter, pour le moment, « d'accumuler le plus d'observations possibles et se rési- « gner à n'émettre que les conclusions tout à fait incon- « testables.* »

Ces paroles de M. le professeur Verneuil (*Comptes-rendus de l'Académie des sciences*, juillet 1892) justifient les faibles développements théoriques donnés à notre travail dont le titre accuse d'ailleurs toute la modestie.

Loin d'envisager les associations morbides en général, nous n'avons pensé qu'à réunir les quelques faits d'association du tabes et de l'hystérie, qu'il nous a été donné de rencontrer dans la littérature médicale. Bien incomplètes sont sur ce point nos recherches bibliographiques.

A ces cas déjà publiés, nous ajouterons une observation inédite que nous devons à M. le Dr Achard, médecin des hôpitaux, et une observation personnelle prise de notre mieux.

Arrivé aux terme de nos études, nous nous faisons un devoir de remercier nos anciens maîtres : MM. Duguet, Fernet, Gouguenheim, Siredey, médecins des hôpitaux. MM. Périer, Picqué, Poirier, Walter, chirurgiens des hôpitaux.

C'est à M. le Dr Raymond, professeur agrégé, médecin de Lariboisière, notre dernier maître, que nous devons l'initiative de ce travail ; nous le prions d'agréer l'expression de notre reconnaissance pour l'excellent enseignement clinique qu'il nous a donné et pour sa constante affabilité.

Nous remercions M. le Dr Widal, membre de l'Académie de médecine, M. le Dr Bourneville, médecin de l'hospice de Bicêtre et M. le Dr F. Widal, médecin des hôpitaux, de leur bienveillance à notre égard.

Nous adressons enfin nos remerciements à M. le professeur Grasset, de Montpellier, à MM. Achard, Babinski et Gilles de la Tourette, médecins des hôpitaux, à MM. les docteurs Louis Guinon et Souques, qui se sont mis à notre disposition avec la plus grande obligeance.

La nature intime du tabes a été longuement méconnue et l'époque est encore peu lointaine où Trousseau considérait comme une *névrose* la maladie de Duchenne.

Il se fondait, pour soutenir cette opinion, sur la nature des symptômes, leur marche apyrétique, leur évolution, leur variété ; sur la mobilité de quelques-uns d'entre eux ; enfin, sur les cas où l'ataxie peut se manifester avec tous ses caractères nettement tranchés et durer plusieurs années, sans qu'à l'autopsie on trouve aucune lésion matérielle des faisceaux postérieurs (autopsie d'un malade de Gubler).

« Cette névrose, dit-il, donne lieu à des accidents congestifs « qui ont pour conséquence de déterminer du côté des appa- « reils nerveux, et plus particulièrement dans les cordons « postérieurs de la moelle, dans les racines correspondantes, « un travail pathologique analogue à celui qu'on observe dans « le foie cirrhotique et qui serait le point de départ des lésions « matérielles. »

Les recherches de Charcot, de Vulpian, de Pierret, de Westphal et de tant d'autres, ont fait bientôt disparaître cette conception erronée et nous ont montré que les lésions spinales du tabes étaient l'essence même de cette maladie et non la conséquence fonctionnelle d'une affection *sine materia*.

On s'accorde maintenant à envisager le tabes comme une sclérose systématique des cordons postérieurs de la moelle, débutant par les bandelettes externes et *pouvant* envahir irrégulièrement la substance grise des cornes postérieures —

les racines postérieures des nerfs, — les méninges spinales postérieures, — les cornes antérieures, — les cordons latéraux — les noyaux sensitifs des nerfs mixtes bulbaires — les nerfs optique, auditif et moteur oculaire commun. Telle est aujourd'hui la physionomie anatomique du tabes, au moins dans ses formes pures, dégagé de toutes complications. Mais, si la question est nette au point de vue anatomique, elle cesse de l'être en clinique.

Les travaux des dix dernières années ont permis, d'une part, de rattacher à la maladie de Duchenne, les *formes frustes*, et, d'autre part, de détacher du syndrome tabes, tel qu'on l'envisageait au début, nombre d'états névropathiques qui en diffèrent plus ou moins profondément : *pseudo-tabes* et *maladies cliniquement rapprochées du tabes*, *simulation hystérique du tabes*, *associations du tabes* avec les névroses, les psychoses et les affections organiques du système nerveux.

Formes frustes. — Les formes frustes sont celles qui ne se traduisent au début que par un symptôme isolé. Ce symptôme, au premier abord, semble ne relever en rien de l'ataxie locomotrice progressive dont il est pourtant un phénomène initial.

C'est ainsi que l'amblyopie progressive, les paralysies oculaires, les névralgies viscérales, les crises de gastralgie avec vomissements, les accès douloureux de la vessie et du rectum, les douleurs lombaires, les troubles auditifs, laryngés, vésicaux, génitaux, les troubles sécrétoires et trophiques, peuvent marquer à titre de symptôme isolé, le début de la terrible maladie.

Pseudo-tabes et maladies cliniquement rapprochées du tabes. — Déjà, en 1877, Charcot voyait dans le pseudo-tabes alcoolique une forme particulière dont il réservait le substratum anatomique. Quelques années plus tard, en 1885, M. Leval-Picquechef, dans sa thèse inaugurale, sépare nettement du tabes dorsalis un certain nombre d'états pathologiques qu'il décrit sous le nom de *pseudo-tabes.*

« Sous l'influence de causes générales, d'intoxications, de « maladies infectieuses ou même de simples états névropa- « thiques, on voit, dit-il, se développer, chez certains sujets, « un ensemble symptomatique qui offre une grande ressem- « blance avec celui du tabes dorsalis vulgaire. C'est à ce « syndrome clinique que nous nous proposons de donner le « nom de pseudo-tabes ».

Importante est la distinction du tabes et de ces divers états, puisque, d'une part, le pronostic est fatal et que de l'autre, la guérison est la règle.

M. Leval-Picquechef divise les pseudo-tabes en quatre groupes :

1° Pseudo-tabes des intoxications ;
2° — — des maladies infectieuses ;
3° — — du diabète ;
4° — — des névropathics.

Les grands caractères qui spécialisent les pseudo-tabes sont leur évolution rapide et leur complète guérison, soit sous l'influence de la suppression de la cause (pseudo-tabes toxiques et infectieux), soit sous l'influence du traitement approprié (pseudo-tabes des diabétiques et des neurasthéniques).

« Le diagnostic des pseudo-tabes se fera par l'absence « constante de quelques phénomènes tabétiques (troubles tro- « phiques, lésions spéciales de la papille, signe de Ro- « bertson, etc.) ; par l'extrême rareté de certains autres (phé- « nomènes viscéraux, etc.) ; par la présence des signes qui

« n'appartiennent pas au tabes (parésie concomitante, dou-
« leurs sur les troncs nerveux, etc.) ; par les caractères diffé-
« rentiels de chacun des symptômes ; par les conditions étio-
« logiques, l'évolution et la terminaison ».

Depuis le travail de M. Leval-Picquechef, l'étude clinique de l'incoordination motrice a fait de vastes progrès. Dans un article intitulé : « Diagnostic des affections qui ont été rapprochées cliniquement du tabes », M. Blocq résume ainsi l'état de la question : (*Gaz. des hôp.*, 22 mars 1890.)

« Dans ces dernières années, on a, dit-il, décrit successi-
« vement un certain nombre d'affections dans la symptoma-
« tologie desquelles figure, en première ligne, de l'ataxie
« des mouvements : le tabes héréditaire, le tabes combiné,
« l'abasie, etc.

« Puis on a cru pouvoir fonder sur des similitudes sympto-
« matiques un groupe nosographique complexe, les pseudo-
« tabes alcoolique, arsenical, saturnin, neurasthénique.

« On a, de plus, tenté de déposséder la sclérose postérieure
« de la moelle du caractère exclusif de son signe, au profit des
« nerfs, en distinguant le nervo-tabes périphérique.

« Enfin, des neuropathies nouvelles ont vu le jour clinique,
« qui, par quelques-uns de leurs caractères, se rapprochaient
« plus ou moins de l'ataxie : paramyoclonus, maladie de
« Thomsen, etc.

M. Blocq se proposant de tracer un parallèle clinique entre ces diverses manifestations, en se plaçant surtout au point de vue des désordres de la motilité, propose la division suivante, qui n'a, dit-il, d'autres prétentions que d'indiquer l'ordre qu'il va suivre.

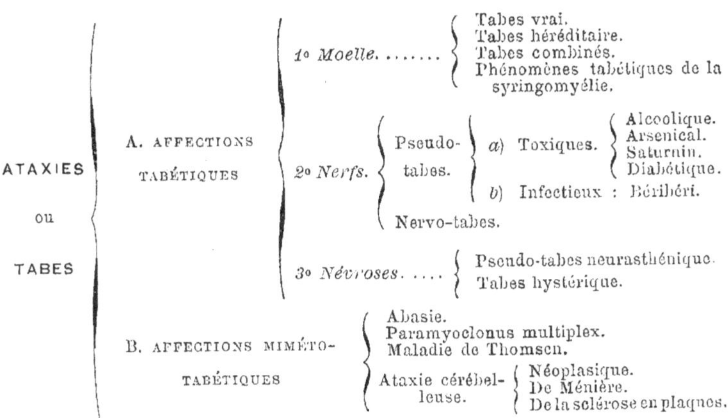

- ATAXIES ou TABES
  - A. AFFECTIONS TABÉTIQUES
    - 1° *Moelle*.......
      - Tabes vrai.
      - Tabes héréditaire.
      - Tabes combinés.
      - Phénomènes tabétiques de la syringomyélie.
    - 2° *Nerfs*.
      - Pseudo-tabes.
        - a) Toxiques.
          - Alcoolique.
          - Arsenical.
          - Saturnin.
          - Diabétique.
        - b) Infectieux : Béribéri.
      - Nervo-tabes.
    - 3° *Névroses*.....
      - Pseudo-tabes neurasthénique.
      - Tabes hystérique.
  - B. AFFECTIONS MIMÉTO-TABÉTIQUES
    - Abasie.
    - Paramyoclonus multiplex.
    - Maladie de Thomsen.
    - Ataxie cérébelleuse.
      - Néoplasique.
      - De Ménière.
      - De la sclérose en plaques.

Nous savons désormais :

Que la maladie de Friedreich n'a rien à faire avec celle de Duchenne ; qu'elle constitue une espèce nosologique tout à fait distincte, au point de vue anatomique et au point de vue clinique ;

Que les tabes combinés représentent anatomiquement une sclérose des cordons postérieurs, associée à celle des cordons latéraux, et se caractérisent cliniquement par une combinaison de phénomènes parétiques avec des troubles tabétiques ;

Que la syringomyélie représente une néoplasie médullaire ;

Qu'il y a lieu d'abandonner complètement l'ancien groupe des pseudo-tabes et de répartir les cas qu'il renfermait en deux classes :

L'une qui les comprend presque tous, celle des *paraplégies toxiques à type de flexion*, de M. Charcot ;

L'autre, groupe d'attente, qui reconnaîtrait comme type, l'ataxie périphérique de M. Dejérine (névrite périphérique).

Que le pseudo-tabes neurasthénique n'est qu'une simulation due à la névrose.

Que l'ataxie hystérique est un trouble de coordination motrice chez les *hystériques anesthésiques privés du secours de la vision.*

Que le syndrome abasic (qu'il relève ou non de l'hystérie) n'a rien à voir avec la sclérose des cordons postérieurs.

Qu'il en est de même du paramyoclonus multiplex et de la maladie de Thomsen ;

Qu'enfin, chacune des affections ci-dessus détaillées présente des caractères cliniques dont l'étude attentive permettra toujours de la différencier du tabes.

« En résumé, dit M. Blocq, le tabes déjà si spécialisé au « point de vue anatomique, conserve aussi son individualité « propre au point de vue clinique, et aucune autre affection « parmi celles qu'on a voulu en rapprocher, ne s'identifie « suffisamment à lui, pour mériter le nom de pseudo-tabes « qui devrait être abandonné.

« Les cas qui, jusqu'à présent du moins, ont paru le simuler « presque parfaitement, constituent des exceptions, *quantité « négligeable en clinique*, pourrait-on dire.

« De plus, si l'on considère qu'un de ces cas a été reconnu « indépendant de toute altération des nerfs périphériques « (Pitres), on admettra qu'il n'est pas plus juste d'accepter la « dénomination de nervo-tabes, que celle de pseudo-tabes « dont nous avons dit l'inanité, et qu'il est peut-être préférable de ranger ces quelques observations dans un cadre « d'attente, jusqu'à ce que de nouvelles recherches nous aient « éclairés à leur sujet ».

Syndrome hystérique simulateur du tabes. — L'année suivante, en 1891, le Dr Souques, dans sa thèse inaugurale, étudiant la simulation par l'hystérie, des maladies organiques spinales, démontre que, dans des cas déterminés, les signes de l'hystérie se réunissent, se groupent chez un même individu, pour constituer des syndromes, et que ces « syndromes hystériques simulateurs » peuvent reproduire avec une fidélité plus ou moins grande, les traits d'une maladie de la moelle. Il donne les caractères qui permettent de dépister cette simulation.

« Il est, dit-il, dans la nature même des névroses, et de « l'hystérie surtout, de revêtir le masque des maladies orga- « niques en leur empruntant leurs symptômes, leur évolution « et leur physiologie pathologique. »

On a quelquefois désigné sous le nom de « neuromimésie » cette propriété qu'ont les affections *sine materia* de simuler les maladies organiques (Charcot).

La triade symptomatique des affections médullaires : troubles sensitifs, moteurs et trophiques, peut se rencontrer dans l'hystérie. Il n'est pas jusqu'à la fièvre, jusqu'aux troubles digestifs, respiratoires, génito-urinaires qui n'aient leurs représentants dans la grande névrose.

« Si nous ne craignions de soutenir une opinion trop voisine « du paradoxe, nous dirions volontiers qu'à l'heure actuelle, « en nosologie spinale, il n'y a qu'un seul grand diagnostic à « faire : celui de l'hystérie. »

« ..... En présence de tout nerveux, on doit aujourd'hui faire, « de parti pris, systématiquement, la recherche méthodique « des stigmates, car l'hystérie est toujours imminente, soli- « taire ou associée. »

Abordant la simulation hystérique du tabes, M. Souques écrit :

« Il est un pseudo-tabes qui ne nous paraît pas avoir éveillé « l'attention des observateurs et auquel il faudra désormais « accorder droit de cité : nous avons nommé le pseudo-tabes « hystérique. » — A la dénomination de pseudo-tabes, il préfère celle de « syndrome hystérique simulateur du tabes ».

« Ce syndrome n'est pas exceptionnel et ce sont les formes « frustes, incomplètes du tabes, que la névrose simule de pré-« férence. »

« Presque tous les signes de la série tabétique peuvent « se retrouver dans la grande névrose. Cependant, il est des « symptômes tels que l'induration grise du nerf optique, les « arthropathies déformantes, le signe d'Argyll-Robertson, « les fractures spontanées..... qui restent, dans l'espèce, l'apa-« nage du tabes. »

M. Souques fait plus loin le diagnostic détaillé de la simulation hystérique du tabes, et montre qu'on peut distinguer nettement toutes les manifestations tabétiques vraies de leur pendant dans l'hystérie.

Associations du tabes. — Quelques considérations sur les associations morbides. — Depuis quelques années seulement, M. Charcot a mis en lumière des cas complexes où les symptômes tabétiques se trouvent alliés à d'autres symptômes dépendants d'affections concomitantes.

Le tableau clinique devient parfois si complexe et si dénaturé qu'on se croirait volontiers en présence d'une maladie tout autre que celle qui existe réellement.

Le début des deux affections n'est jamais simultané. M. Verneuil désigne sous le nom de *propathie* l'état morbide antérieur, et sous celui d'*épipathie* l'état morbide surajouté ou de date récente.

L'épipathie exerce sur l'état morbide antérieur une influence des plus manifestes et, de son côté, la propathie peut influencer et modifier les affections ultérieures.

C'est ainsi que certaines propathies très répandues : malaria, syphilis, alcoolisme, etc..., exercent une influence fâcheuse sur les épipathies locales ou générales, internes ou externes.

« Cette notion, dit M. Verneuil, intéresse au plus haut point « la thérapeutique qui doit toujours en tenir compte ; car, s'il « est utile de lutter contre la maladie récente, il est souvent « indispensable, sous peine d'insuccès, de combattre simulta- « nément l'état morbide antérieur. »

— *Dans le domaine de la pathologie nerveuse*, les associations morbides ne sont pas chose absolument rare, soit qu'il s'agisse : A) *de la combinaison d'une maladie générale et d'une névropathie;* soit qu'on ait à envisager : B) *l'association de deux membres de la famille neuropathologique.*

A) Celle-ci, « constituée en groupe naturel, est loin d'être « isolée des autres groupes pathologiques : elle a des rapports « fréquents avec les *arrêts de développement*, avec les *mal-* « *formations ;* elle est, en outre, intimement liée avec les *dé-* « *générescences* et les *maladies de la nutrition* (1) ».

La *goutte*, le *diabète*, l'*asthme*, « les plus grandes person- « nalités du groupe arthritique » s'accouplent non seulement avec l'hystérie, mais avec toutes les affections du système nerveux, « en commençant par l'aliénation, en finissant par la « paralysie générale ou l'ataxie » (Charcot).

La coexistence de l'hystérie et de la *tuberculose* a été notée par M. le professeur Grasset, non seulement dans une même famille, mais sur un même sujet.

La *syphilis*, le *saturnisme*, sont parfois associés aux névropathies, surtout à l'hystérie, et M. Raymond a vu les symptômes hystériques « se confondre avec ceux du *rhumatisme* « *chronique*, ajoutant un élément étranger, psychique, sous « forme d'anesthésie partielle. »

Le *rhumatisme* est souvent lié à l'hystérie et les deux maladies peuvent marcher de pair sans s'influencer l'une

(1) Féré. *La famille névropathique.*

l'autre (Féré). Plus fréquemment encore, il s'associe à la chorée.

— Les encéphalopathies rhumatismales se manifestent le plus souvent chez des sujets atteints de névropathie ou du moins d'une prédisposition héréditaire. On peut dire enfin, que *la plupart des maladies sont susceptibles de s'accompagner de quelques troubles nerveux chez les névropathes* (Féré).

Dans ces cas multiples, il n'y a, pour M. Charcot, aucune relation de cause à effet, « il n'y a que des associations symp-« tomatiques plus ou moins fréquentes ; c'est une question de « terrain et non une question de graine.

« L'arthritisme et le nervosisme ont entre eux de nombreux « points de contact, mais ils ne s'engendrent pas mutuellement « ni réciproquement. Si l'on compare chacun de ces états mor-« bides à un arbre, à ses nombreux rameaux, on voit facile-« ment les points où certains de ces derniers, passant d'un « arbre à l'autre, établissent entre les deux souches primitives « des liens d'étroite parenté. En continuant à employer la « même comparaison, on peut dire que certaines branches de « l'arbre neuro-pathologique (chorée de Sydenham, maladie de « Parkinson, hystérie), sont en connexion plus ou moins mar-« quée avec les branches de l'arbre de l'arthritisme, tandis « que d'autres, issues de la même souche nerveuse (épilepsie, « neurasthénie) affectent avec celles de l'arthritisme des rap-« ports beaucoup moins intimes » (1).

B) Les associations de deux membres de la famille névropathique peuvent se faire selon divers modes d'arrangement que nous proposerons de résumer de la façon suivante :

1° Association de deux psychoses (ex. : délire des épileptiques et délire des dégénérés) ;

(1) G. de la Tourette. *Hystérie.* Communication orale de M. Charcot.

2° Association de deux névroses (hystérie et épilepsie);

3° Association de deux affections organiques des centres nerveux (tabes et paralysie générale);

4° Association d'une psychose et d'une névrose (vésanie et maladie de Parkinson);

5° Association d'une psychose et d'une affection organique (délire de la persécution dans le tabes);

6° Association d'une névrose et d'une affection organique (hystérie et tabes).

Mais là ne s'arrêtent pas ces combinaisons : nous donnons, plus loin, l'observation résumée de deux faits où trois membres de la famille névropathique figurent associés chez le même malade. — Ces faits ne sont pas d'une rareté absolue, et sans vouloir donner à la question les allures mathématiques d'un calcul de permutations, nous sommes obligé de prévoir les combinaisons multiples qui peuvent résulter de l'évolution simultanée de trois névropathies. Pour M. Ballet, les associations morbides dans la famille névropathique ne sont pas l'effet du pur hasard. « Elles résultent d'une *tare originelle*, ordi-
« nairement *héréditaire*, qui fait que certains organismes
« sont particulièrement prédisposés à l'éclosion des diffé-
« rentes affections nerveuses.

« Chez ces prédisposés, en effet, les associations morbides
« ne sont pas chose rare, et ce sera l'un des progrès les plus
« remarquables qu'aura faits la pathologie nerveuse, dans ces
« dernières années, d'avoir montré leur fréquence. Ainsi s'as-
« socient couramment chez le même individu plusieurs délires,
« délire dit des dégénérés et délire épileptique, par exemple,
« ainsi s'associent les vésanies et l'hystérie, l'ataxie locomo-
« trice et la neurasthénie. Il ne s'agit pas là, je le répète, d'une
« association de hasard, mais de manifestations multiples
« d'une même cause : « l'hérédité nerveuse ».

« Même, et peut-être surtout en pathologie nerveuse, dit « M. Charcot, les espèces ou types morbides offrent, dans la « combinaison de leurs caractères cliniques, une véritable « fixité, une originalité réelle, qui permettra à peu près tou- « jours de les reconnaître ou de les séparer par l'analyse, alors « même que plusieurs de ces espèces coexisteraient sur un « même individu où elles peuvent former des complexus très « variés. La doctrine que nous voudrions faire prévaloir en « pareille matière est, vous le savez par ce que nous avons dit « maintes fois sur ce sujet, que les complexus nosologiques « dont il s'agit ne représentent pas en réalité des formes hy- « brides, produits variables et instables d'un mélange, d'une « fusion intime, mais plutôt le résultat d'une association, d'une « juxtaposition dans laquelle chacun des composants conserve « son autonomie. Et, à ce propos, je vous ferai remarquer qu'il « est fort heureux, en pratique, que les choses soient réelle- « ment ainsi, car autrement, comment le clinicien pourrait-il « apprendre jamais à s'orienter, au milieu de groupes symp- « tomatiques innombrables n'offrant pas de cohésion mutuelle « et toujours prêts au changement, à la métamorphose ? »

De toutes ces associations, les plus fréquentes sont, sans contredit, celles où figure l'hystérie.

Cette névrose semble prendre plaisir à brouiller les cartes, soit qu'elle donne le change par des symptômes simulateurs, soit que, réduite à quelques symptômes, voire même à un seul, elle vienne jeter une note discordante dans le tableau clinique d'une maladie bien connue.

« On a le droit d'affirmer *a priori*, que toutes les maladies « peuvent s'associer à l'hystérie. Ces associations peuvent « être méconnues, soit que les phénomènes hystériques oc- « cupent le premier plan du tableau symptomatique et « masquent ainsi l'affection concomitante, soit que celle-ci,

« tout au contraire, absorbe au détriment de l'hystérie, l'at-
« tention de l'observateur, ce qui a lieu surtout quand il s'agit
« simplement de manifestations de la petite hystérie.....

« ..... C'est en particulier pour n'avoir pas su reconnaître « dans des cas d'association hystéro-organique l'élément hys- « térique, que des médecins sont arrivés à cette idée, que les « pratiques psychothérapiques peuvent modifier d'une façon « notable, guérir même des affections organiques. » (Babinski, *Bulletins et mém. de la Soc. méd. des hôpitaux*, nov. 1892.)

« L'hystérie, dit M. Dejerine (1), affecte des relations in- « times avec tous les états névropathiques et psychopathiques ; « elle peut s'associer, se combiner avec eux ; elle peut en être « la transformation ou à son tour se transformer en eux, mon- « trant peut-être mieux que n'importe quelle névrose les con- « nexions qui la relient à la grande famille neuro-patho- « logique.

Nous ne saurions entrer dans le détail des faits multiples d'association de l'hystérie, et nous nous empressons d'aborder les cas complexes où figurent simultanément l'hystérie et la maladie de Duchenne.

Disons d'abord que, de son côté, le tabes figure dans nombre d'associations morbides. — On le trouve combiné à diverses psychoses : à la monomanie, à l'hypochondrie, à la vésanie, à la mélancolie ; on le rencontre également associé à la paralysie générale, à la sclérose en plaques ; enfin, à des névroses telles que la neurasthénie, l'épilepsie, le diabète, la maladie de Basedow, l'hystérie.

Les relations de l'hystérie et du tabes avaient été entrevues par Vulpian qui considérait la première affection comme susceptible de provoquer la seconde : « Il n'est pas rare, dit-il,

(1) *L'hérédité dans les mal. du syst. nerveux.*

« de constater que des femmes atteintes d'ataxie ont été auparavant, pendant de longues années, tourmentées par les « accidents de l'hystérie, par des accidents convulsifs entre « autres. Il est vrai que d'autres conditions étiologiques, la « syphilis par exemple, ont pu entrer en cause en même temps « que l'hystérie. Toutefois, il ne me paraît pas douteux que, « par elle-même, l'hystérie, surtout l'hystérie convulsive, « puisse amener le développement de l'ataxie locomotrice pro- « gressive. »

M. le professeur Charcot a le premier abordé l'étude clinique de ces associations hystéro-tabétiques, et nous empruntons aux leçons de ce grand maître quelques-unes des observations qui vont suivre.

Obs. I. (Résumée.) — *Cas complexe.* — *Hystérie, Ataxie locomotrice.* — *Vertige de Ménière.* — (Prof. **Charcot**. *Leçons du mardi*, 1888.)

Il s'agit d'une femme de 39 ans, qui se plaint actuellement de bourdonnements d'oreilles avec vertiges et vomissements. Cette femme n'est pas syphilitique ; on retrouve dans son passé : myosis, contracture du muscle accommodateur, contracture de la jambe et du pied gauches, douleurs ovariennes, crises d'hysteria minor, hemiplégie et hémianesthésie transitoires.

Vers 38 ans, les phénoménes hystériques tendent à s'effacer à mesure que se développent les symptômes d'ataxie ; à une période de transition, les phénomènes hystériques et ataxiques se sont entremêlés.

L'ataxie est accusée par des douleurs en éclairs, de l'engourdissement dans le domaine du cubital, des troubles urinaires, par les signes d'Argyll et de Romberg, par l'affaiblissement du réflexe rotulien à droite et son abolitien du côté gauche où les douleurs prédominent ; ajoutons à cela le « giving way of legs ».

« Dans cette histoire complexe, dit M. Charcot, il ne s'agit pas « d'un hybride : *il n'y a guère d'hybrides en nosographie*, mais de « trois formes, de trois espèces morbides se succédant l'une à l'autre « après avoir mêlé un instant les divers symptômes qui les caracté- « risent.

« Il y a une centaine d'années, on eut parlé de la transformation « d'un syndrome dans un autre ; aujourd'hui, nous sommes tentés, « avec nos idées du jour, de ne voir dans ces changements, que la « succession peut-être accidentelle d'états morbides indépendants « l'un de l'autre.

« Il ne faut pas oublier, cependant, que le tabes et l'hystérie appar- « tiennent l'un et l'autre à la grande famille neuropathologique et « que bien qu'il s'agisse là, d'espèces morbides radicalement dis- « tinctes, elles se tiennent cependant par les liens de l'hérédité de « transformation. »

Il se pourrait, ajoutait M. Charcot, que dans le cas actuel, le vertige fût une affection tabétique, relevant d'une lésion des origines de l'auditif dans le bulbe — et, de fait, le résultat de l'examen de l'appareil auditif fut favorable à l'opinion qu'il s'agissait ici de vertige de Ménière tabétique.

Obs. II. (Résumée.) — *Contracture hystéro-traumatique chez une tabétique.* — (Prof. **Charcot**. *Policlinique du mardi*, 5 février 1889.)

Il s'agit d'une femme de 40 ans qui, à la suite d'une chute sur le genou, a été prise dans le membre correspondant d'une *contracture spasmodique*, portant à la fois sur les extenseurs et sur les fléchisseurs de la jambe et de la cuisse.

La chute a été la conséquence d'un *dérobement des membres inférieurs*, déterminé lui-même par l'action d'une douleur vive et soudaine ressentie dans l'un des genoux.

Cette femme est une *tabétique ataxique* qui a commencé à souffrir il y a trois ans.

On a noté successivement des *douleurs fulgurantes* avec *hyperes-*

thésies consécutives dans les membres inférieurs, dans la zone du cubital, et sur le trajet de la 5e paire ;

De la *paralysie transitoire* des droits externes ;

Des *troubles urinaires*; de l'*effondrement tabétique* des membres inférieurs ;

Pas de signe d'Argyll, mais *paralysie actuelle incomplète de la 6e paire droite* ;

Exagération du réflexe rotulien sur le membre inférieur droit non contracturé, « ce qui n'est pas rarissime dans le tabes ».

La chute s'était faite à 8 heures du matin ; la rigidité a commencé à paraître le même soir et a acquis *dans la nuit* son plus haut degré de développement. Ces troubles duraient depuis trois mois, lorsque M. le professeur Charcot exposa la malade, sur laquelle il put établir des *troubles de la sensibilité cutanée* ayant les caractères de l'*anesthésie hystérique*.

La *sensibilité des parties profondes* était également troublée, ainsi que le *sens musculaire*.

Les caractères de la contracture, son mode de début à la suite d'un traumatisme insignifiant, sans lésion matérielle, la coexistence des troubles spéciaux de la sensibilité, autorisaient M. Charcot à diagnostiquer une *contracture hystérique*.

D'ailleurs, l'hystérie ressort nettement du passé de la malade.

A 23 ans, étant enceinte de 7 mois, elle est renversée par un bœuf et *reste 8 heures sans connaissance*.

A 28 ans, chagrins de ménage — la misère arrive — elle devient *morose*, triste ; elle a de temps en temps des *accès de fou rire*.

Plus tard, *ovarie, accès de contracture* pendant lesquels elle ne perd connaissance qu'incomplètement ; *attaques de sommeil*.

Actuellement, il existe un léger *rétrécissement double du champ visuel*, de la *polyopie monoculaire* gauche avec *micropsie*, de la *dyschromatopsie*, pas de lésions pupillaires ni papillaires.

Le *goût* et l'*odorat* sont *abolis à gauche* et l'*acuité auditive* est également très *diminuée* de ce côté.

Obs. III. (Résumée.) — *Cas complexe. Tabes et hystérie.* — (**Charcot.** *Leçons du mardi*, p. 152). — Observation de la thèse de M. Georges Guinon, reproduite et complétée dans la thèse de M. Souques.

Esther M..., cinquante-huit ans, domestique.

Antécédents héréditaires. — Inconnus. La malade est une enfant naturelle. Elle fut mise à sa naissance dans un hospice de Valognes, et de là envoyée chez une nourrice, chez qui elle resta jusqu'à l'âge de treize ans.

Antécédents personnels. — Femme très émotive. Elle pleure à propos de rien, à la moindre contrariété, en voyant passer un enterrement, en assistant à une première communion, en entendant jouer un morceau de musique triste. Elle a uriné au lit jusqu'à seize ans. Croup à onze ans. Péritonite à quarante et un ans. A partir de l'âge de treize ans, elle se place comme domestique jusqu'à trente ans. A cette époque, elle se marie et se replace ensuite.

A) 1876. *Histoire du tabes.* — A *quarante-six ans*, elle commence pour la première fois à ressentir *des douleurs* qui sont survenues, dit-elle, subitement. C'étaient des élancements très forts et siégeant *dans le dos*. Ces douleurs ont duré pendant quatre jours. Lorsqu'elles eurent cessé, la malade resta raide du dos ; elle ne pouvait se bouger sans souffrir et était obligée de se remuer « d'une pièce » à cause d'une hyperesthésie exquise des parties qui avaient été le siège des douleurs. Quelque temps après, les mêmes douleurs ont apparu *dans les jambes et dans les pieds*. Aussitôt les douleurs passées, il persistait une hyperesthésie de ces parties. Plus tard, les douleurs gagnent les *membres supérieurs*, où elles occupent le *trajet du nerf cubital*. Peu de temps après, la malade a commencé à avoir *des vertiges* au moment où, étant assise, elle voulait se lever. Lorsque survenaient ces vertiges, elle était obligée de s'étendre pour ne pas tomber. Cet état durait dix à vingt minutes. — 1882. *Crises gastriques*. Vomissements apparaissant par crises, dont chacune durait une demi-heure, au moment où la malade ressentait des douleurs fulgurantes en d'autres points non en rapport, comme siège, avec les vomissements. Les crises survinrent au début tous les trois ou quatre mois. Les vomissements étaient liquides, non alimentaires. — 1884. La malade s'aperçoit qu'elle ne peut marcher dans l'obscurité ; en descendant un escalier elle éprouvait une sensation de vide et de vertige. Des *troubles vésicaux* apparurent à ce moment. La malade ne pouvait uriner que par secousses et avec effort. — 1887. *Giving way of the legs*, soit lorsqu'elle se met debout, soit même lorsqu'elle est debout depuis un certain temps. — 1888. Alternatives de constipation et de diarrhée qui existent d'ailleurs depuis huit ans. *Jamais de diplopie. Réflexes rotuliens complètement abolis. Signe de Romberg. Inégalité pupillaire. Signe d'Argyll-Robertson.* La *démarche* n'est pas classique. Elle ne jette pas ses jambes à droite et à gauche, mais fléchit sur ses jarrets à chaque pas. *Douleurs en ceinture.*

B) *Histoire de l'hystérie.* — En 1882, la malade a commencé à avoir des *crises nerveuses*, les mêmes d'ailleurs que celles dont elle souffre encore aujourd'hui. Elles sont précédées de malaise et de tristesse, puis elle ressent des battements intenses au creux épigastrique et dans le dos, éprouve la sensation d'une boule qui lui monte à la gorge et l'étrangle ; enfin, elle sanglotte et pousse des cris très aigus. Il n'y a pas de mouvements convulsifs, mais inconscience complète pendant toute la durée de l'attaque. Au début, les crises nerveuses survenaient tous les mois environ, puis elles devinrent de plus en plus fréquentes. *Sensibilité* au contact, à la douleur, à la température, très diminuée sur toute la moitié droite du corps. Le *goût* est presque aboli. Le réflexe pharyngien existe. *Ovarie* double surtout prononcée à droite. La pression sur l'ovaire droit détermine une sensation de strangulation, mais ce point n'est pas spasmo-frénateur durant l'attaque.

Troubles oculaires. — La vision est diminuée, surtout à droite, sans lésions de la papille. Il existe en outre un double *rétrécissement concentrique du champ visuel* à 50° en dehors, accusé surtout à droite. *L'œil gauche* est atteint de dyschromatopsie pour le vert et le bleu (*dyschromatopsie tabétique*), tandis que l'*œil droit*, complètement achromatopsique pour toutes les autres couleurs, distingue encore nettement le rouge (*dyschromatopsie hystérique*). De plus, *diplopie monoculaire* dans les deux yeux avec *macropsie*. Il existe en outre une *paralysie conjuguée* des muscles oculaires dans les mouvements vers la droite avec *diplopie homonyme*. C'est encore un symptôme qu'il n'est pas rare de rencontrer dans l'hystérie.

État actuel (1890). — Dans le cours de cette année nous avons suivi cette malade. Elle a eu trois crises de *douleurs fulgurantes tabétiques*. Elle a, d'autre part, été prise d'une *attaque d'hémiparésie droite* avec *mutisme absolu*. Cette attaque s'est répétée à trois reprises différentes. Un peu de *sel gris placé sur la langue* lui *rendait instantanément* l'usage de la parole. Elle a eu aussi des *attaques hystériques :* pleurs suivis de boule épigastrique et d'étranglement au cou sans perte de connaissance ; la malade pousse quelques cris, se met encore à pleurer et l'attaque est finie. Le tout dure vingt minutes.

Obs. IV. (Résumée.) — (**Suckling**. *Brit. med. Journ.*, 10 avril 1886, p. 691). — Empruntée à la thèse de M. Souques.

M... C..., femme de trente-deux ans, fabricante de plumes, admise le 5 mai 1883, pour de la difficulté dans la marche. Aucun autre antécédent nerveux héréditaire, si ce n'est que son père était hémiplégique. Elle avait déjà été dans un autre hôpital trois ans avant de rentrer à l'infirmerie, pour de *vives douleurs* dans *les jambes*, douleurs qui avaient l'habitude de survenir *par paroxysmes*. Pas de syphilis. La malade éprouvait une grande *difficulté à marcher;* elle se penchait de côté et d'autre, elle se cramponnait aux objets voisins pour ne pas tomber. L'ataxie était plus nette quand elle *fermait les yeux ;* elle était incapable de marcher dans l'obscurité. Elle se plaignait d'une sensation de *picotements* et de fourmillements quand elle posait les pieds à terre. *Les réflexes rotuliens* étaient abolis des deux côtés ; le réflexe plantaire absent. *Anesthésie cutanée* complète depuis les pieds jusqu'au milieu des deux cuisses ; l'analgésie et l'anesthésie étaient absolues. Partout ailleurs la sensibilité était normale. Le sens musculaire était intact. Elle souffrait de *douleurs en éclairs* dans les membres inférieurs et dans le dos. Absence de parésie ou de rigidité dans les jambes. Pas d'ovarialgie ni d'hyperesthésie rachidienne. *Les pupilles sont inégales. Signe d'Argyll-Robertson.* La faradisation de la peau des jambes ne cause aucune douleur ; celle des muscles amène des contractions anormales et une légère douleur. *Crises gastriques récentes.* La malade est très *émotive ;* elle se laisse examiner difficilement et répond assez mal. *Facies typique d'hystérique.* Pas de troubles vaso-moteurs ni trophiques. Parfois des *vertiges*. Pas d'attaques convulsives ni de sensation de boule. La miction, la défécation la menstruation sont normales. Pendant deux ans, la malade reste à l'Infirmerie. Une thérapeutique variée n'a aucune influence sur l'anesthésie. Le 11 mai 1885 elle sort et revient à l'Infirmerie vers la fin du mois d'août. *L'anesthésie des jambes a tout à fait disparu.* Les réflexes rotuliens sont toujours absents ; il y a toujours le signe de Robertson, de l'incoordination motrice, des vertiges, des douleurs fulgurantes. La malade *raconte* que, pendant sa sortie, elle avait été frappée de ce fait que les *sangsues* faisaient circuler le sang. *Elle appliqua une sangsue à chaque genou* et à chaque cheville, *et la sensibilité reparut.* On voit encore les cicatrices laissées par les morsures des sangsues. La perception du contact, de la douleur et de la température est aujourd'hui normale ; la faradisation de la peau est douloureuse.

La perte des réflexes rotuliens, les phénomènes pupillaires, les vertiges, etc., ne peuvent être ici rapportés à l'hystérie. L'existence du tabes ne peut faire de doute. D'autre part, l'anesthésie cutanée était plus étendue et plus complète qu'elle ne l'est d'habitude dans le tabes. La nature hystérique de cette anesthésie est du reste prouvée par sa disparition subite à la suite d'une simple application de sangsues.

Obs. V. (Résumée.) — *Tabes et hystérie.* — *Hémispasme glosso-labié du côté gauche simulant une paralysie faciale supérieure droite chez un tabétique.* — (**Siredey.** *Société méd. des Hôp.*, 6 novembre 1891.)

L'hystérie peut être monosymptomatique. A titre d'unique symptôme, le mutisme, l'hémispasme glosso-labié ont une importance presque pathognomonique ; ce sont de véritables accidents spécifiques de l'hystérie.

P..., Elysée, 45 ans, serrurier, entré à l'Hôtel-Dieu annexe, le 28 octobre 1891.

Antécédents héréditaires. — Pas d'accidents nerveux chez les grands-parents : tous sont morts en âge avancé.

Père mort à 78 ans, non alcoolique mais *irritable* et *emporté* ; *mère* un peu *nerveuse* ; — sur 14 frères ou sœurs, sept sont morts accidentellement ; une *sœur* morte à 24 ans, *hystérique ou épileptique* (?)

Pas d'aliénés dans la famille.

Deux enfants bien portants, non nerveux.

Antécédents personnels. — Bien portant et vigoureux dans l'enfance. — *Syphilis* en 1869 — régulièrement traitée jusqu'en 1872 — n'a jamais suivi de traitement depuis cette époque. — En 1881, ankylose tibio-tarsienne consécutive à un traumatisme. — En 1885, à la suite d'un faux-pas, *fracture compliquée* de l'extrémité supérieure *du fémur ;* abcès consécutifs ; deux mois de suppuration. — En 1886, *mal perforant plantaire* sous le gros orteil, des deux côtés.

Pour la première fois seulement, vers le mois de mai 1891, P... dont la marche restait normale dans la mesure où le permettaient les plaies plantaires, ressent les premières attaques de *douleurs fulgurantes* dans les jambes ; ces douleurs reviennent par crises.

Depuis six semaines, il **a** parfois de pressants besoins d'uriner et *laisse malgré lui échapper ses urines.*

Vers le mois d'août 1891, premiers *troubles de la marche, sensation de tapis ; incoordination motrice* des membres inférieurs ; *signe de Romberg*, aggravation progressive des symptômes.

Vers le 10 septembre, une nuit, le malade s'éveille brusquement vers 2 heures du matin, éprouvant du côté gauche de la face « comme des tiraillements » : la bouche était déviée du côté gauche, le côté droit de la face demeurant absolument inerte. — Cet accident était survenu sans cause apparente, si ce n'est la veille, une violente dispute.

La déviation de la face avait atteint d'emblée son maximum.

État actuel. — La jambe gauche est un peu diminuée de volume ; les *ongles des orteils* sont *épaissis, durs, irréguliers.*

Aux deux pieds, disparition de l'arcade plantaire, aspect bombé de la région dorsale, écartement des métatarsiens.

Au lit, tous les mouvements sont conservés et le malade s'oppose vigoureusement aux mouvements provoqués. La notion de la position des jambes est conservée.

Signe de Wesphal des deux côtés ; rien du côté des membres supérieurs ; *démarche ataxique* ; pupilles normales sensibles à la lumière.

Ni myosis, ni strabisme ; pas de rétrécissement du champ visuel.

Aspect symétrique et régulier de la partie supérieure de la face : mouvements isolés ou associés des orbiculaires palpébraux parfaitement conservés. La partie inférieure de la face est asymétrique. Le côté droit reste sans expression ; la commissure labiale est un peu abaissée ; la joue droite paraît un peu plus large que la gauche, mais elle ne se soulève pas dans l'inspiration. — A gauche, le sillon naso-génien est plus accusé qu'à droite et la commissure labiale, même au repos, est attirée en haut et à gauche; donnant une déformation très marquée de la face — le rire accentue la déviation. Lorsqu'on fait tirer la langue, celle-ci est très fortement déviée vers la gauche ; son bord gauche se met en contact avec la commissure du même côté, mais la pointe n'est ni abaissée, ni contournée sur l'axe de l'organe ; elle est animée de tremblements fibrillaires assez manifestes. — La luette occupe bien la ligne médiane ; piliers symétriques. — Pas d'anesthésie pharyngée ; réflexe conservé.

La sensibilité au tact et à la piqûre est conservée sur toute la surface du corps. — Aucune plaque d'anesthésie ou d'hyperesthésie sur la peau ni sur les muqueuses. — Contractilité faradique des muscles conservée même à la face.

Goût normal, odorat normal, ouïe bien conservée.

En résumé, le malade présente :

1° Des troubles trophiques anciens (double mal perforant), des troubles moteurs et une abolition complète des réflexes rotuliens.

2° Une déviation très accentuée de la partie inférieure de la face vers la gauche, qui paraît indiquer une paralysie du rameau inférieur du facial droit.

M. Siredey, hésitant à faire de cette dernière lésion une paralysie de cause centrale appela M. le Dr Babinski. Celui-ci, en raison du début brusque des accidents et surtout de l'intensité maxima de la déviation dès l'origine — de quelques mouvements fibrillaires observés sur les muscles faciaux du côté gauche et sur la langue, malgré l'absence de torsion de la langue, malgré l'absence bien confirmée par lui de tout stigmate hystérique, n'hésita pas à affirmer l'existence d'un *hémispasme glosso-labié de nature hystérique.*

M. Babinski eut recours en effet à la suggestion à l'état de veille et, à l'aide d'un appareil faradique, imprima quelques secousses sur les muscles du côté droit de la face et sur la pointe de la langue.

Il ordonna au malade de ramener sa langue à droite ; celui-ci put exécuter le mouvement et porter sa langue dans un plan parfaitement vertical, en même temps qu'il écartait sa commissure labiale droite jusque-là immobilisée.

Le lendemain, la langue quoique un peu déviée à gauche, était facilement ramenée en avant. Au repos, on voyait de nombreuses contractions fibrillaires des muscles du côté gauche de la face. Le côté droit fut électrisé pendant quelques minutes, et la guérison s'accentua très sensiblement de jour en jour.

Mais, le nervosisme jusque-là latent s'accuse davantage. Le clignement des paupières est plus fréquent et plus prononcé ; les mains sont agitées de tremblements. — Le malade a l'air préoccupé, anxieux : *les phénomènes latents d'hystérie tendent à se faire jour.*

M. Siredey ajoute :

Cette observation me paraît intéressante :

1° Par la marche un peu insolite du tabes : début par les troubles trophiques (mal perforant et peut-être lésions osseuses du fémur) ;

2° Par la coexistence du tabes et de l'hystérie.

Obs. VI. (Résumée.) — *Association hystéro-tabétique.* — (Leçon de M. le Prof. **Charcot**, recueillie par M. Paul Blocq. — *Mercredi médical*, 16 décembre 1891.)

Madame S... est âgée de 35 ans. — *L'influence héréditaire* peut être suivie sur quatre générations où règnent parallèlement *l'hystérie* et la *tuberculose*.

La malade est, depuis de longues années, sous le joug de la *grande hystérie* : elle est sujette, depuis l'âge de 9 ans, à des *attaques classiques ;* ces attaques n'ont jamais cessé et, actuellement encore, elles reviennent tous les 8-10 jours.

Elle présente, de plus, des *zones hystérogènes* (régions ovariennes et sein gauche), dont la pression provoque des sensations d'aura. Il est à noter qu'au cours des attaques, la malade qui, dans son état ordinaire, est incapable d'exécuter avec ses jambes des mouvements coordonnés, peut s'arc-bouter en arc de cercle.

Il existe une *hémianesthésie droite senstivo-sensorielle.* — Il y a un *rétrécissement double* très prononcé *du champ visuel.*

La malade, à diverses reprises, a souffert *d'hématémèses* extrêmement abondantes, alternant avec de *l'aménorrhée.*

Vers l'âge de 20 ans, elle fut prise pendant trois mois d'une *paraplégie flasque* avec *anesthésie* complète des membres jusqu'au niveau de la ceinture. L'apparition et la disposition de ces phénomènes avaient été subites.

La malade est donc une hystérique avérée. Il y a 18 mois, sans cause appréciable, survinrent dans les membres inférieurs des *douleurs* d'un caractère bien spécial. Elles consistaient en des élancements aigus, assez intenses pour arracher des cris à la malade, revenant par crises, surtout la nuit, et toujours *localisés dans le petit orteil gauche.* Plus tard, ces douleurs ont revêtu nettement le *caractère fulgurant et térébrant,* et, tout en conservant les allures de crises transitoires, se sont *étendues aux jambes et aux cuisses.* La malade a réussi à les calmer avec de l'antipyrine et du salicylate de soude.

Déjà au bout de trois mois, s'était révélée un peu *d'incoordination motrice,* en descendant un escalier, et en quinze jours le trouble moteur augmenta au point que la *marche devint entièrement impossible.* Divers traitements : les pointes de feu, la suspension, furent mis en œuvre sans résultats.

Actuellement, l'impuissance motrice des membres inférieurs pour la station et pour la marche est absolue, et contraste avec la persistance des mouvements lorsque la malade est assise et avec *l'intégrité de la force de résistance* des divers segments du membre.

Les *réflexes rotuliens sont absents* des deux côtés.

L'hypothèse qu'il s'agit ici d'ataxie locomotrice, paraîtra déjà très vraisemblable d'après ces signes. Cependant, il y a quelques anomalies dans l'espèce.

« Je ne parle pas, dit M. Charcot, de l'évolution rapide, presque « foudroyante..... Mais, dans les conditions actuelles, pourquoi n'ob- « servons-nous pas de parésie vésicale ? Pourquoi n'existe-t-il pas « de perte du sens musculaire, comme cela se voit habituellement « quand les choses en sont parvenues à ce degré ? »

S'agirait-il ici de simulation hystérique du tabes ? — Non, car, malgré que l'hystérie soit « simulatrice par excellence », l'examen oculaire dénote ici des phénomènes « qu'elle ne simulera vraisemblablement jamais ».

Le nerf optique n'est pas atrophié, pour le moment du moins, mais la malade offre dans l'œil gauche un *rétrécissement irrégulier du champ visuel* qui paraît ne remonter qu'à quelques mois et pourrait bien être le prodrome de l'atrophie.

Enfin et surtout, la malade présente le *signe d'Argyll* qu'on ne voit guère régulièrement que dans la paralysie générale et le tabes. Or, la paralysie générale peut être exclue ici.

« C'est donc une question résolue ; maintenant groupés autour « de ce témoignage irrécusable, les autres symptômes tabétiques un « instant suspects, reprennent toute leur valeur : nous sommes en « présence d'une association hystéro-tabétique ».

Obs. VII. (Résumée.) — *Sur un cas d'association tabéto-hystérique avec autopsie. — Tabes supérieur.* — (MM. **Blocq** et **Onanoff**. *Arch. de méd. expérim.*, 1892. — Observ. commun. par M. Georges Guinon.)

Ici, on a eu affaire à une combinaison hystéro-tabétique particulièrement rare, sans doute à cause de la forme spéciale affectée par le tabes, et où le rôle de l'hystérie paraissait prédominer au point de cacher presque complètement les manifestations tabétiques.

... Dans ce cas, il serait permis de dire que c'est le tabes qui a simulé l'hystérie, et d'opposer le « *syndrome tabétique simulateur de l'hystérie* » au « syndrome hystérique simulateur du tabes », décrit par M. Souques.

... En ce qui concerne le tabes supérieur cervical, les difficultés du diagnostic de ses signes, avec ceux de l'hystérie, quand cette névrose lui est associée, seraient plus grandes encore que lorsqu'on a affaire au tabes lombaire vulgaire.

Dans cette observation, le tabes ne s'est pas manifesté par les signes classiques : douleurs fulgurantes, incoordination motrice, etc.

Quant à l'hystérie, elle s'est installée sans grand fracas : pas d'attaques convulsives, pas de zones hystérogènes, etc. — L'évolution de la maladie a été entravée par l'immixtion d'un troisième état morbide, la tuberculose pulmonaire, qui a mis fin à la scène.

... Il s'agit d'un homme de 35 ans, israélite, palefrenier, non syphilitique, mas *fils d'alcoolique* et un peu *alcoolique lui-même.* — Quelques cas d'alcoolisme, d'*hémophilie* et de *tuberculose dans la famille.*

Le 9 octobre 1888, le malade reçoit sur le côté droit de la tête, vers la queue du sourcil, un coup de pied de cheval — perte de connaissance durant une heure et demie. — Six semaines plus tard, il s'aperçoit que *les yeux sont tournés en dehors* et *son front comme gelé* — *Sa vue baisse.* — Céphalalgies ; amaigrissement.

En septembre 1889, douleur de l'épaule droite, puis au bout de quelques jours, il se réveille un matin avec une *monoplégie incomplète du membre supérieur droit* avec *parésie et anesthésie limitée par une ligne circulaire.*

A l'examen d'entrée dans le service de M. le professeur Charcot, en décembre 1890, on relève en outre les symptômes suivants :

Abolition de la sensibilité tactile dans toute la partie supérieure de la face depuis les commissures labiales et *sur la partie qui correspond à la moitié supérieure du trapèze droit.*

Analgésie de ces deux zones, ainsi que de la cornée et de la conjonctive.

Conservation du sens musculaire — double strabisme interne par *paralysie des deux troisièmes paires* intéressant les muscles moteurs du globe — les muscles droits externes se contractent. — *Les pupilles* sont égales, légèrement rétrécies et *ne réagissent pas à la lumière.* — Paralysie de l'accommodation sur les deux yeux. — *Rétrécissement double du champ visuel* : pas de dyschromatopsie, pas de lésions du fond de l'œil.

En février 1891, le sujet est faible, cachectique, a des sueurs nocturnes et présente les signes physiques d'une tuberculose pulmonaire assez avancée.

— Pendant le sommeil chloralique, les pupilles très dilatées et toujours en strabisme externe, ne réagissent pas à la lumière.

La mort est survenue du fait de la tuberculose, sans modifications au point de vue des manifestations nerveuses.

M. le professeur Debove, qui avait eu ce malade dans son service, pensait que la paralysie du nerf moteur oculaire commun était d'origine hystérique, non pas seulement à cause de son étiologie traumatique, mais encore en raison de l'anesthésie cutanée de la face et du rétrécissement du champ visuel que présentait le malade. — Des réserves furent faites à ce sujet par MM. Charcot et Babinski.

L'autopsie a démontré, d'une façon incontestable, qu'il s'agissait d'un *tabes fruste cervical et bulbaire*, que la *paralysie des yeux était de nature organique* et non hystérique. — On sait que les cas de paralysie de la troisième paire ne sont pas rares au début du tabes.

Le masque anesthésique qu'accusait le malade était un exemple caractéristique de ce syndrome décrit par M. Charcot, sous le nom de *masque tabétique* et qu'on rencontre surtout dans le tabes bulbaire.

En somme, si l'on voulait faire le départ des signes qui, combinés en quelque sorte, pourraient être dissociés et rattachés aux deux affections originelles, on trouverait, d'une part, pour l'hystérie : le rétrécissement du champ visuel et la parésie du bras ; de l'autre, pour le tabes : la paralysie de la troisième paire et l'anesthésie de la face.

Le traumatisme a joué incontestablement le rôle d'agent provocateur.

Obs. VIII. — *Hémianesthésie cérébrale et ataxie locomotrice. — Contribution à l'étude des lésions diffuses dans le tabes.* (Prof. **Grasset**. *Gazette heb. de méd. et de chir.*, 1878.)

Il s'agit d'un homme de 46 ans. Une *anesthésie cutanée* complète s'étend à toute la *moitié gauche du corps* : tronc et face, membre inférieur et supérieur. — Cette anesthésie cesse sur la ligne médiane, non pas par une ligne absolument mathématique, mais par une région diffuse très étroite (!).

L'insensibilité porte aussi *sur les parties profondes* : le malade a *perdu la sensibilité musculaire et articulaire.*

Les muqueuses sont atteintes comme la peau : *la moitié gauche de la langue et des lèvres est insensible à la piqûre.*

La *sensibilité* n'est que *diminuée sur la cornée gauche.*

Les *sens* sont aussi tous *frappés du côté gauche*, où l'ouïe, l'odorat, le goût sont abolis.

La vue est atteinte *de ce même côté, amblyopie* manifeste, *rétrécissement du champ visuel*; le malade ne voit pas le vert.

Cependant, l'acuité visuelle n'est pas diminuée dans l'œil gauche, « c'est le seul caractère qui manque au tableau clinique de l'hémi- « anesthésie cérébrale ».

Eliminant l'hystérie, M. le professeur Grasset voit dans ce syndrome clinique une hémianesthésie d'origine cérébrale avec lésion probable de la capsule interne.

Le sujet est en outre ataxique : il y a onze ans, violente émotion après *chute de cheval* et, peu de temps après, *douleur* vive et *limitée dans le côté droit de l'abdomen.* La douleur s'irradie de ce point et s'accompagne de *crises gastralgiques* et de *vomissements*; ces douleurs paroxystiques reviennent par accès à peu près tous les mois, puis, plus tard, deux fois par mois.

Cinq-six ans plus tard, le foyer principal de la douleur se présenta à gauche ; les douleurs gardèrent leur caractère périodique.

Douleurs fulgurantes ; crampes dans les membres inférieurs ; douleurs dans le bras et dans l'œil (sensation d'arrachement).

On constata un jour, *fortuitement, une anesthésie complète* portant sur tous les genres de sensibilité et *occupant les deux membres inférieurs, depuis la plante des pieds jusqu'aux genoux* : il semblait au malade qu'il marchait en l'air ! — Un mois avant, étant aux lieux, il avait éprouvé un vertige : *il était tombé* et les reins avaient porté sur une barre de fer. — *Aucune contusion.* — C'est quelques jours après, qu'il commença à sentir dans les muscles des membres inférieurs de la faiblesse progressive ; en l'examinant à ce sujet, on découvrit l'anesthésie.

« Quoi qu'il en soit du mode de début, dit M. Grasset, nous avions « là un signe important d'ataxie locomotrice : l'anesthésie plantaire « bilatérale. Mais, cette anesthésie présenta quelques temps après des « *intermittences* très remarquables.

« Quelques jours après notre examen, cette anesthésie avait com- « plètement disparu ; trois jours après, à la suite d'une douche froide, « elle reparut avec les mêmes caractères, le même siège et la même « intensité ; elle s'atténua dans les jours qui suivirent, puis rede- « vint absolue. On appliqua alors deux vésicatoires : le soir il était « plus malade ; mais, le lendemain, l'anesthésie avait complètement « disparu, non seulement au niveau des vésicatoires, mais partout.

« Cette seconde intermission fut de courte durée et, le lendemain, « l'anesthésie fit sa troisième apparition, qui devait cette fois être « définitive.

« C'est à ce moment qu'apparaissent *l'incoordination motrice « typique* et cette hémianesthésie cérébrale que nous avons décrite « au début.

« ..... Si une pareille anesthésie, aussi variable, s'était présentée « chez une femme au lieu d'être chez un homme, nous aurions forte- « ment penché vers le diagnostic d'hystérie ; et cependant, c'était bel « et bien une ataxie locomotrice qui commençait.

« Il résulte de là, conclut en terminant M. Grasset, qu'on se fait « une idée fausse du tabes en le considérant comme formé exclusive- « ment par la sclérose systématique des cordons postérieurs, que « l'ataxie locomotrice doit être plutôt regardée comme une maladie « diffuse cérébro-spinale, pouvant entraîner des lésions variées et en « particulier des lésions du côté de la capsule interne. »

En nous adressant l'indication bibliographique de cette observation, M. le professeur Grasset nous écrivait : « Je crois aujourd'hui, qu'il s'agissait d'une association de l'hystérie et du tabes ».

Avec les notions que nous possédons aujourd'hui sur ses formes masculines, l'hystérie ne nous paraît pas douteuse. On est d'ailleurs frappé, si l'on compare cette description de M. le professeur Grasset avec celle de l'anesthésie hystérique, donnée sept ans plus tard par M. d'Aurelles de Paladines, dans sa thèse inaugurale.

Obs. IX et X. (Résumées.) — *Cas complexes. — Ataxie. — Hystérie. — Maladie de Basedow.* — (M. **Joffroy**. *Soc. méd. des Hôp.*, 14 déc. 1888.)

Premier malade. — La nommée B..., âgée de 49 ans, est entrée dans mon service, à la Salpêtrière, au mois de mars 1885. L'ataxie et l'exophtalmie paraissent, dans ce cas, avoir débuté simultanément.

Le 20 novembre 1879, la malade fut vivement contrariée pendant la période menstruelle; elle tomba sans connaissance, eut une épistaxis très abondante et fut obligée de garder le lit, en proie à une grande surexcitation; d'autre part, elle ressentait de violentes douleurs dans la région lombaire.

Vers la fin de la première semaine, pendant la nuit, la malade voulut se lever dans l'obscurité, mais elle ne put tenir debout et tomba. A partir de ce moment, *elle ne put marcher que de jour avec le secours de la lumière.*

C'est à cette époque qu'elle remarqua que *ses yeux faisaient une saillie très accusée,* qui se serait développée tout de suite après la perte de connaissance mentionnée plus haut, d'après le dire d'une de ses amies présente à l'accident. Ce n'est que deux ou trois mois plus tard, qu'elle ressentit des *crises de douleurs fulgurantes.*

A la même époque, on constata un *strabisme externe* de l'œil droit, avec *affaiblissement de la vue* de ce côté.

En 1884, se développa une *arthropathie tabétique* du genou gauche. Dans le courant de la même année se montrent des *crises gastriques.*

Le *cœur* ne présente aucun bruit morbide, n'est pas notablement hypertrophié, mais *bat un peu plus fréquemment que la normale* : 84 à 90 pulsations par minute au repos. Le choc du cœur n'est pas violent, si ce n'est quand la malade est impressionnée.

Au cou, on ne constate pas de battements exagérés des artères et il n'y a pas de trace de tumeur du corps thyroïde.

On observe *parfois un peu de tremblement des mains.* Le *caractère,* chez cette malade, est *excessivement impressionnable* : elle est difficile à contenter et très prompte à se mettre en colère.

Elle est hystérique et a présenté, à plusieurs reprises, sous nos yeux, des *crises nerveuses, rappelant la petite attaque* d'hystérie, avec menace de syncope.

Depuis 1885, aucune modification importante.

En résumé, on trouve chez cette malade les signes classiques de l'ataxie locomotrice et de l'hystérie, et on observe un certain degré de tachycardie et une exophtalmie assez prononcée pour qu'à première vue on songe à la maladie de Basedow.

DEUXIÈME MALADE. — Au mois de juillet 1887, j'ai observé un fait que je résume en quelques mots :

Il s'agit d'une femme de 29 ans, ayant depuis l'âge de 15 ans des *attaques d'hystérie convulsive* avec perte de connaissance, délire, etc.

L'ataxie locomotrice est caractérisée par des *crises de douleurs fulgurantes, l'incoordination motrice* rendant la marche presque impossible, le *signe de Romberg*, des *troubles vésicaux*, la *perte complète des réflexes patellaires*, l'anesthésie en plaques, etc.

Chez cette malade, les *yeux sont un peu saillants*, et le pouls bat 80 fois à la minute. Il n'y a pas à noter dans ce cas d'autres phénomènes imputables à la maladie de Basedow.

OBS. XI. (Résumée.) — *Tabes et hystérie.* — (Observation inédite communiquée par M. le **Dr Achard**, médecin des hôpitaux.)

Adeline G..., âgée de 36 ans, salle Chardon-Lagache, n° 13, à l'hospice de la Salpêtrière, dans le service de M. Joffroy, suppléé par M. Achard.

Antécédents héréditaires. — La *mère* de la malade a eu des *attaques de nerfs avec perte de connaissance*; son *caractère* était *irritable et émotif.* La *grand'mère maternelle* était *un peu folle.*

Histoire de la maladie. — Cette malade a eu une existence assez accidentée. Réglée à 13 ans 1/2, déflorée quelques mois plus tard, elle partit à 15 ans pour l'Egypte où elle séjourna pendant 7 ans. Avant son départ pour ce pays, elle était déjà *nerveuse*, s'irritant facilement, *pleurant et riant pour des motifs futiles.* En Egypte, vers l'âge de 16 ans, elle commença à avoir des *attaques de nerfs*, accompagnées de *convulsions* qui duraient environ dix minutes, et quelquefois de *perte de connaissance ;* au dire de la malade, des *hallucinations* survenaient à la fin des attaques. Ces crises se répétaient une ou deux fois par mois, souvent au moment des règles. C'est aussi à cette époque que se sont montrés les premiers signes du tabes, sous forme de *douleurs fulgurantes* siégeant d'abord sur la cheville du côté gauche, par crises espacées de plusieurs mois d'intervalle, puis plus fréquentes ; il y eut aussi, au début de ce tabes, la *sensation de coton pendant la marche* et *de la diplopie.*

Dès l'âge de 20 ans, pour calmer les douleurs fulgurantes, elle commença à prendre de la morphine en potions. Revenue en France, des *crises gastriques* étant survenues, elle se mit à se faire des *injections de morphine* et arriva promptement à la dose quotidienne de 10 à 12 centigrammes. Elle éprouva alors une *diminution de la mémoire*, du *délire*, des *hallucinations visuelles et auditives;* les règles cessèrent et n'ont jamais reparu.

Les symptômes tabétiques que l'on relève, dans l'observation de cette malade, sont les cas suivants :

Douleurs fulgurantes dans les membres inférieurs et en ceinture. Quelques *crises gastriques* actuellement disparues.

Signe de Romberg. Impossibilité de marcher sans l'aide d'une personne ; les *talons frappent le sol* pendant la marche. *Incoordination motrice des membres inférieurs et supérieurs.* La malade *perd ses jambes dans le lit.*

Abolition des réflexes patellaires.

Signe d'Argyll-Robertson. Diplopie fréquente autrefois. Affaiblissement de la vision. Quelques *irrégularités de la miction* (lenteur ou fausse incontinence). *Chute des dents.*

En fait de symptômes hystériques, on note :

Des *attaques avec cris et mouvements convulsifs* violents, quelquefois *perte de connaissance.* Les attaques survenaient brusquement à la suite d'émotion ou de contrariété. Elles étaient annoncées quelquefois par un tremblement général et de la dyspnée.

Sensation de *boule hystérique. Crises de larmes. Hoquet fréquent*, par accès. *Anesthésie pharyngée. Zones d'hyperesthésie* ovariennes et dorsale : en ce dernier point, le simple contact détermine un redressement spasmodique du rachis et parfois même une attaque.

La malade est morphinomane ; elle a de nombreuses cicatrices d'abcès provoqués par les piqûres. En outre, elle fume du tabac depuis l'âge de 13 ans ; elle a surtout fumé pendant son séjour en Egypte : on ne trouve pas chez elle de trouble manifestement imputable au tabagisme.

Obs. XII. (Personnelle.) — *Hérédité nerveuse. — Pas de syphilis. — Dans l'enfance, très impressionnable. — Anorexie. — Hématémèses. — Migraines. — Plus tard, hallucinations et délire passagers. — Tremblements. — Zones d'hyperesthésie dorsale. — Amaurose et diplopie transitoires. — Rétrécissement du champ visuel. — Myosis. — Anesthésie cutanée unilatérale. — Attaques avec mouvements convulsifs et perte de connaissance. — Astasie-Abasie. — Suggestion facile. — Accès de rire et de pleurs. — Exaltation. — Douleurs fulgurantes et hyperesthésie consécutive. — Crises de gastralgie avec vomissements noirs ou sanguinolents. — Signes d'Argyll, de Wesphall et de Romberg. — Troubles urinaires. — Commencement d'atrophie de la papille droite. — L'anesthésie d'ordre hystérique a cédé à l'emploi des courants électriques et de l'aimant. — L'anesthésie d'ordre tabétique persiste.*

Louise G..., âgée de 41 ans, sans profession, jusqu'à 33 ans. Plus tard couturière, puis domestique.

Antécédents héréditaires. — Les grands-parents sont inconnus.

Le père, *nerveux* et un peu *buveur*, est mort *asthmatique* à 72 ans. La mère est morte, à 52 ans, de *tuberculose pulmonaire ;* elle était *très impressionnable* et sujette à de violentes *migraines.*

Les frères et sœurs étaient au nombre de dix ;

Six filles sont mortes en bas-âge d'angine diphtérique, au cours d'une épidémie ;

Une septième est morte, également jeune, de maladie inconnue ;

Un garçon est mort à 14 ans, *débile au physique et au moral.*

Le dernier frère est vivant, âgé de 46 ans, malingre mais assez bien portant ; la malade le tient pour « *faible d'esprit* » ; il n'a jamais pu apprendre à lire ; il a une fillette, âgée de 10 ans, bien portante.

Le mari est mort à 40 ans, de fièvre typhoïde, n'ayant jamais eu d'autre maladie.

Antécédents personnels. — Louise G... est née à Varsovie, de parents roturiers, à l'époque des derniers mouvements insurrectionnels contre la Russie. Sa famille prit une part active à ces troubles et le père, réduit à la misère et à l'exil, dut bientôt émigrer en France, tandis que des oncles et autres proches parents, affiliés aux « Faucheurs », étaient déportés en Sibérie.

La misère matérielle et morale se trouve donc d'une façon immédiate chez les ascendants que la malade nous peint comme des patriotes fanatiques et désespérés.

Dès l'âge de 3 ans, notre malade était *capricieuse, irascible* et jetait volontiers ses sabots à la tête de ses compagnes ;

La méchanceté de son caractère l'avait fait surnommer la « chenille » ; d'ailleurs *très impressionnable*, la plus légère punition provoquait chez elle une impression vive et longuement la faisait pleurer.

Aucune affection morbide ne surgit avant sa vingtième année ; mais elle resta *chétive et affaiblie.*

Orpheline de très bonne heure, elle fut élevée en France, d'abord par sa grand'mère, puis, au décès de celle-ci, par un prêtre qui l'avait recueillie.

C'est à cette époque, 14 ans environ, qu'apparaissent les premières règles. La menstruation est facile et abondante, mais se supprime tout aussitôt pour ne reparaître qu'un an plus tard et s'établir, cette fois, d'une façon régulière et définitive.

La malade n'aura jamais de douleurs dans le ventre.

Mariée à 16 ans, Louise G...., n'a jamais eu ni enfants, ni fausses couches ;

Elle dit avoir beaucoup aimé son mari dont la conduite était parfaite, mais *récuse toute sensation voluptueuse* dans leurs rapports sexuels.

L'année de son mariage elle est subitement frappée *d'anorexie*, une *petite toux sèche* apparaît, elle évacue par la bouche *quelques gorgées de sang.*

Vers l'âge de 20 ans, à l'époque des règles et parfois de quinze en quinze jours, elle est en proie à des *migraines violentes.*

La céphalalgie est intense, surtout à droite ; elle s'accompagne de vomissements, dure 48 heures et disparaît brusquement, comme elle est apparue.

De 20 à 33 ans, continuation des migraines qui ne cesseront complètement qu'à la mort du mari.

Louise G... devient veuve après dix-sept ans de mariage.

La mort rapide de son mari lui cause une *émotion violente* ; il en résulte pour elle une longue maladie qu'elle ne saurait définir : « une sorte de feu dans la tête et des *hallucinations* persistantes : elle voyait constamment son mari qui se noyait dans de l'eau toute noire ». — *On dut l'enfermer* pendant quelques semaines. — C'est à l'issue de cette maladie que les migraines disparaissent.

Son mari, dit-elle, occupait une certaine situation.

Dans les trois années qui suivirent cette mort, Louise G..., à bout de ressources, fit un apprentissage dans le métier de couturière ; elle y devint *rapidement habile*. Elle entra comme costumière au théâtre des Bouffes où elle *se surmena*, deux années durant, par un *travail excessif et prolongé* ; pendant ces cinq années sa santé, dit-elle, était excellente ; l'année suivante, vers la fin de 1890, elle tombe brusquement dans un état complet *d'anorexie* et, pendant six mois, elle continue de travailler sans prendre d'autre nourriture qu'un peu de lait et quelques jus de viande que sa patronne bienveillante l'oblige à absorber. Chaque fois qu'elle essaye de manger, elle est prise de *vomissements* alimentaires *spontanés, non douloureux*, parfois *mélangés de sang ou de matières noires*. L'attitude debout un peu prolongée ou la plus petite course amènent une grande *lassitude des membres inférieurs*.

C'est à cette époque qu'apparaissent, surtout à droite et à la face postérieure de la cuisse (simulant une névrite sciatique), les *douleurs fulgurantes* : étant assise, au cours de son travail, elle ressent dans les talons, les jambes, les bras, des élancements douloureux comparables à des secousses électriques ou à des coups de couteau ; elle jette des cris durant les nuits entières. Des *tremblements* à oscillations lentes et régulières surviennent dans tous les membres, et de la *parésie* se montre dans le membre inférieur droit.

Ces troubles s'accentuent dans les premiers mois de 1891 : quand elle veut marcher, elle est prise de *douleurs violentes dans la nuque* et de sueurs profuses ; *ses jambes fléchissent subitement*, elle tombe dans la rue.

En mai 1891, elle entre à Lariboisière, dans le service de M. Duguet. On place des sangsues derrière les oreilles, on prescrit des bains sulfureux et des pointes de feu sur le rachis, les douches n'ont pu être supportées : « le jet lui faisait un mal terrible sur la colonne vertébrale ». Elle reste cinq mois, puis sort très améliorée : les tremblements ont cessé, la marche est presque normale; elle n'éprouve plus que de rares douleurs.

Elle reprend son métier de couturière et va bien pendant une année.

En juin 1892, au moment de ses règles, elle est prise de *vomissements bilieux avec douleurs vives de l'estomac*; de nouveau, les jambes fléchissent et des douleurs se font sentir dans les deux jambes et la région lombaire ; c'est à ce moment que les règles vont disparaître pour ne revenir qu'accidentellement aux périodes d'amélioration.

Elle rentre à Lariboisière, dans le service de M. Landrieux. La parésie s'accentue dans le membre inférieur droit que la malade traîne en marchant (à cette époque, elle sentait encore le sol); *les douleurs épigastriques et les vomissements s'aggravent, la vue baisse sensiblement.*

Divers traitements symptomatiques sont, sans résultats, tentés contre les vomissements. La malade *vomit jusqu'à quarante fois par jour de la bile mêlée de matières noires.* On essaye des bains sulfureux, la pendaison et quelques injections de Brown-Séquard. Les douleurs gastriques, les douleurs lancinantes, la parésie droite s'améliorent; les vomissements disparaissent, la malade sort et reprend son métier.

Au bout de quinze jours, nouvelle crise de vomissement, exagération de la parésie et des douleurs lancinantes à droite. Les troubles de la vue s'accentuent : la malade voit de grands cercles qui se déplacent en ondes centripètes ; *amaurose par crises spontanées* durant 4, 5, 6 heures.

En septembre 1892, Louise G... entre de nouveau à Lariboisière, dans le service de M. Gouguenheim : mêmes accidents ; essais multiples, insuccès, puis amélioration légère.

C'est pendant son séjour à la salle Aran qu'on observa, pour la première fois, une *attaque convulsive* dont nous donnons la description d'après les renseignements de l'infirmière.

« La malade a eu un accès qui a duré de cinq à six minutes ; la perte de connaissance était absolue, la face était congestionnée, les paupières battaient fortement, les yeux étaient fixes. Les membres supérieurs, d'abord raidis et tordus, s'agitaient avec violence, surtout du côté gauche ; les mains étaient crispées, cyanosées et froides. Les membres inférieurs étaient immobiles (?). Le cœur battait très fort. —

Aucune salivation. » L'accès disparu, la malade est restée dans un état comateux pendant 24 heures : on l'administra.

Insensiblement, la malade revint à elle-même.

L'attaque avait pris naissance au cours d'un accès de vomissements et, chose remarquable, à l'issue du coma, les vomissements cessent, l'appétit reparaît et la digestion s'effectue normalement.

La malade ne se rappelle pas ces crises ; on lui a dit qu'elle en avait eu deux pendant son séjour à la salle Aran. Ce séjour avait été de quatre mois et demi, au bout desquels la malade sort améliorée.

Elle reste six semaines chez elle : elle ne vomit pas, mais elle est très affaiblie et dans l'impossibilité de travailler.

Les vomissements ayant reparu, elle entre le 27 mars, à la salle Trousseau, dans le service de M. le Dr Raymond.

Examen à l'arrivée. — Louise G... est petite, brune ; le facies est pleurard ; les sourcils sont touffus et se rejoignent sur la racine du nez ; le tiers interne des arcades est le siège d'une desquamation furfuracée abondante, amenant la chute des sourcils. L'oreille est bien ourlée, la voûte palatine légèrement excavée ; la langue est un peu fendillée. La physionomie est symétrique.

On trouve disséminées en arrière, sur la racine du cou et sur les épaules, des taches de la largeur d'une lentille, ces taches sont d'origine pigmentaire.

Le thorax et les membres sont très amaigris et la peau de la région fessière, absolument flasque, forme une série de plis profonds. La clavicule droite porte vers son tiers externe un cal volumineux, indice d'une fracture tout accidentelle qui remonte à l'âge de neuf ans. Les avant-bras forment avec les bras un angle très saillant en dedans (congénital).

La colonne vertébrale présente un léger degré de scoliose.

Nous n'avons d'ailleurs relevé dans le passé de la malade, ni syphilis, ni alcoolisme, ni tuberculose, pas même de stigmates d'arthritisme.

Les ongles sont fragiles et portent des rainures.

Sensibilité tactile. — Elle est abolie en différentes régions de la *moitié droite du corps* :

1° *Sur la main, l'avant-bras et le bras*, jusqu'au niveau d'une ligne circulaire, perpendiculaire à l'axe du membre, siégeant sur le prolongement du bord inférieur du grand pectoral. Une zone sensible de petite étendue persiste à la face antérieure du coude, au niveau du pli de flexion.

2° *Sur le sein.*

3° *Sur le pied et la jambe* jusqu'au niveau d'une ligne elliptique qui passe en avant au-dessous de la rotule et en arrière vers la partie moyenne des jumeaux. La voûte plantaire reste sensible.

4° *Sur la joue et la région sous-orbitaire*; la commissure labiale forme la limite inférieure de l'anesthésie.

Les parties anesthésiées sont pâles et froides ; une épingle peut traverser un repli cutané sans provoquer une trace d'hémorrhagie. Le pincement violent de la peau de l'avant-bras détermine la dilatation de la pupille gauche.

A gauche, l'anesthésie n'intéresse que la *face dorsale de l'auriculaire* et celle *du petit orteil.*

Le pied droit ne sent pas le sol et donne à la malade l'illusion qu'elle *marche sur le velours*; le pied gauche sent très bien la résistance du sol. A droite et à gauche, *sous la voûte plantaire, la sensibilité est exagérée.*

Sens musculaire. — Il est *altéré* dans les parties anesthésiées ; la malade, ayant les yeux fermés, ne peut reproduire avec le membre sain les mouvements imprimés aux segments affectés. Elle est parfois *obligée de chercher son bras* ou sa jambe dans le lit. Elle a conscience de la rotation du radius dans les mouvements provoqués de pronation et de supination ; elle apprécie la flexion forcée de la main et de l'avant-bras.

Les muscles sont sensibles au pincement et aux courants électriques.

Paresthésie musculaire. — Elle a parfois des *crises de courbature.*

Muqueuses. — La sensibilité est *diminuée* à la *face interne de la joue droite*; la sensibilité de la *cornée* est également *affaiblie* à droite; l'épiglotte et le pharynx sont sensibles ainsi que les parois des fosses nasales et le conduit auditif externe.

Sensibilité à la douleur. — Elle offre à peu près exactement la même distribution cutanée et paraît plutôt exagérée dans les régions saines.

Sensibilité à la chaleur. — Elle est diminuée dans les zones anesthésiées et notablement accrue dans nombre de régions : face antérieure du coude droit, seins, épigastre, abdomen, rachis.

Sensibilité au froid. — Elle est diminuée dans les zones anesthésiées ; par contre, elle est *très exagérée sur les régions sensibles*, particulièrement sous la clavicule droite, sur l'abdomen et l'épigastre. Le contact de la glace arrache des pleurs et des cris. Au cours de cet examen, nous avons relevé en différents points du corps des *affaiblissements de la sensibilité* et il nous a fallu, la malade étant prévenue, multiplier les contacts pour qu'elle accuse une sensation ; nous avons noté aussi de nombreuses *erreurs de localisation* et des *retards variables dans la perception*.

On relève à l'épigastre et sur le rachis des *zones d'hyperalgésie* : un premier point se trouve sur le rachis, au niveau de l'angle inférieur de l'omoplate ; un second à quatre travers de doigt au-dessous ; un troisième à deux travers de doigt plus bas ; enfin, toute la région sacrée est hypersensible. Le simple frôlement de la peau et, *a fortiori*, la pression sur les épines vertébrales détermine en tous ces points une douleur intolérable.

Des *zones transitoires d'hyperesthésie* se produisent aux points où se font sentir les douleurs fulgurantes, lesquelles sont d'ailleurs fréquentes dans les deux jambes.

Les membres droits sont parfois le siège de *fourmillements* et de sensations *d'engourdissement*.

Vue. — La malade a parfois de la *diplopie transitoire*, *rétrécissement du champ visuel* marqué surtout suivant le diamètre latéral. *Inégalité pupillaire*; *pupille droite myotique*; la gauche est encore un peu plus petite qu'une pupille normale. *Signe d'Argyll* ; sens chromatique conservé un peu affaibli à droite ; pas de lésions du fond de l'œil gauche. *A droite, décoloration de la papille* et sclérose du cristallin ; vision normale.

Odorat. — Considérablement *diminué* à droite.

Goût. — Egalement *diminué*.

Oreille. — *Hypoacousie droite* ; l'orientation des bruits reste parfaite.

Pas de douleurs ovariennes.

Mouvements volontaires. Station. Marche. — La *parésie musculaire* est nettement accentuée à droite où la pression dynamométrique est de 5 kilogrammes, tandis qu'à gauche elle est de 15 kilogrammes. Cependant, le malade peut porter la main à la tête et détacher facilement son talon droit du lit.

Elle porte bien le doigt sur le nez et la main saisit sans planer les objets de petite dimension ; elle ne peut exécuter un travail précis et son écriture est des plus défectueuses.

Placée debout, les yeux ouverts, elle oscille et plie sur la jambe droite ; elle *tend à tomber si on lui ordonne de fermer les yeux* ou de rapprocher les pieds.

La station à cloche-pied et la progression à quatre pattes sont très difficiles en raison de la parésie droite.

Elle ne peut quitter sa chaise au commandement sans une hésitation prolongée et l'esquisse de quelques tentatives infructueuses. Dès qu'aux premiers pas les pieds arrivent en contact avec le sol, les *membres inférieurs se raidissent convulsivement* et la propulsion qui en résulte alternant avec les flexions involontaires des membres, détermine un curieux sautillement de la marche ; donc, celle-ci s'effectue à petits pas et s'accompagne *d'effondrement répété des jambes*, surtout à droite. Cependant, les pieds sont lancés directement en avant et la malade talonne peu : elle traîne *le pied droit* qui tend à se tordre en valgus et qui, en raison des flexions réitérées de la jambe, *tend à s'embarrasser dans l'autre pied.*

L'arrêt brusquement commandé de la marche et la volte-face peuvent s'effectuer, bien que lentement, et après hésitation et mouvements complexes. — C'est avec la plus grande attention qu'elle descend un escalier.

L'incoordination ne se montre d'ailleurs qu'à propos du seul acte de la marche ; la malade étant assise ou couchée, on n'observe rien d'anormal, et les divers mouvements commandés s'exécutent d'une façon satisfaisante. — Seule, la jambe parésiée se maintient avec peine au niveau d'un but élevé. On peut dire aussi que la force musculaire des membres inférieurs est conservée, si l'on tient compte de son affaiblissement parétique à droite.

Nous avons dit, d'autre part, que ce syndrome s'était montré susceptible d'améliorations passagères et qu'il tendait à revenir ou à s'aggraver par accès.

Examen électrique. — Pas d'atrophies localisées. L'excitabilité faradique des muscles et des nerfs est légèrement diminuée. La réaction galvanique est partout normale. La sensibilité électrique des nerfs et des muscles est presque normale.

Réflexes. — Le *réflexe rotulien est aboli* des deux côtés ; le réflexe mamellaire est exagéré ; les autres réflexes cutanés sont normaux.

Troubles urinaires. — On note une *diminution* considérable du *besoin de la miction :* la malade reste parfois deux ou trois jours sans uriner, et ne le fait d'ailleurs que par raison ou lorsque la distension de la vessie lui cause une gêne sensible. — Elle doit alors faire des *efforts sérieux et prolongés :* la miction se fait lentement et à plusieurs reprises : *quelques évacuations involontaires.* — Nous avons relevé plus haut l'anaphrodisie.

Troubles vaso-moteurs. — Le frôlement léger du thorax détermine l'apparition d'une ligne rouge persistante, mais non saillante ; d'ailleurs, ces troubles se reproduisent avec intensité à propos de tous les attouchements, et en particulier des piqûres, que nécessite l'examen des sensibilités.

La malade a fréquemment des *bouffées de chaleur* et son corps se couvre d'une sueur généralisée ; quelques minutes s'écoulent et elle grelotte ; elle a souvent aussi des *sensations de froid* sur le trajet de la colonne vertébrale et dans la jambe droite, surtout *au niveau du genou.*

L'accélération du pouls a été signalée au cours des crises convulsives et se retrouve au cours des vomissements.

Il arrive que la malade veut dire un mot et ne peut le prononcer (aphasie transitoire ?).

Etat psychique. — Etat particulier d'*exaltation, d'anxiété.* La malade ne peut répondre simplement aux questions qui lui sont posées ; elle a toujours des périphrases confuses qu'elle agrémente de réflexions de tout ordre, généralement insignifiantes. Elle s'inquiète outre mesure de ce qu'on lui demande et de ce qu'on lui fait.

Son *exaltation* est *courte et factice* ; elle change d'idée brusquement.

Elle dit avoir changé de caractère et avoir acquis une susceptibilité telle que son entourage le lui a vivement reproché. — Elle accuse avoir, depuis un an notablement, perdu la mémoire : veut-elle écrire ? nombre de mots lui échappent ; il lui faut continuellement un dictionnaire sous la main. — Parfois, si on lui demande où elle habite, il lui est impossible de se rappeler le nom de la rue, le numéro de la maison, le nom de son protecteur. — Cette *amnésie* est d'ailleurs *passagère* et la malade recouvre par moments une mémoire satisfaisante. — Elle aurait été autrefois très bien douée sous ce rapport.

Elle est *très accessible à la suggestion à l'état de veille* : les piqûres d'eau la calment et l'endorment.

Nous avons décrit plus haut les attaques convulsives observées chez M. Gouguenheim ; trois ou quatre fois, des crises diurnes semblables se sont reproduites à la salle Trousseau.

Il arrive aussi que la malade a, sans motif, des *accès de rire ou de pleurs*, des *accès de bâillements*.

Troubles digestifs. — Depuis le mois de juin 1892, la malade ressent de *vives douleurs épigastriques* fréquentes le jour et surtout la nuit. Ces douleurs ne sont pas calmées par les aliments; elles *s'irradient* en ceinture et jusque dans la région lombaire. Rappelons qu'au début, la malade a eu des *vomissements noirs* et ceci plusieurs fois par semaine ; jamais de sang dans les garde-robes. Les *douleurs gastriques* sont aujourd'hui *rarement indépendantes des accès de vomissements.*

Ceux-ci peuvent durer jusqu'à 10-15 jours. Au début, ils revenaient à date fixe, vers le 14 de chaque mois. Plus tard, les dates se rapprochèrent et aujourd'hui la périodicité tend à disparaître.

Ces accès s'annoncent dès la veille par de l'anorexie, un état nauséeux et un sentiment de pesanteur à l'épigastre. Les vomissements d'abord alimentaires, deviennent bientôt porracés, teintés de sang et de parties noires. Des *douleurs entériques* se joignent souvent à la gastralgie : un *flux diarrhéique* vient compliquer les vomissements, et la malade, de plus en plus déprimée, ne pouvant rien absorber, tombe dans le collapsus. On note alors des palpitations, de l'*accélération du pouls*, de l'élévation de température jusqu'à 39° et un délire tranquille.

La langue est rôtie, les urines sont rares et rouges.

La morphine apporte quelque soulagement ; nous avons signalé l'influence parfois heureuse de la piqûre d'eau distillée; quelques bons résultats semblent aussi avoir été obtenus à l'aide de quelques piqûres quotidiennes de la solution suivante :

Antipyrine....................	2 gr. 50
Chl. de morphine...............	0 gr. 05
Eau distillée..................	10 gr. »

Enfin, la galvanisation descendante des pneumogastriques et l'administration quotidienne de 3 grammes de bromure de potassium ont pu, isolément, amener parfois l'arrêt complet de la crise.

La crise terminée, l'appétit revient et la malade essaye de boire du lait ; alors se produit une crise de hoquet pouvant durer une demi-heure et davantage ; la déglutition est également troublée pendant quelques heures, durant lesquelles la malade est exposée à avaler de travers ; enfin, peu à peu le calme se rétablit.

Depuis son plus bas-âge, Louise G... est sujette à de grandes constipations. L'*atonie intestinale* est aujourd'hui telle, qu'elle a pu rester jusqu'à trois semaines sans aller à la garde-robe (?) Au cours des crises, les fèces condensées forment de véritables coprolithes.

22 mai. L'hypochondrie s'accentue; les douleurs en ceinture et les douleurs lancinantes ont augmenté, et celles-ci ont nettement envahi les membres supérieurs; les nerfs crâniens restent indemnes. Les engourdissements, qui se limitaient à la zone du cubital, ont gagné tous les doigts, au point qu'il est impossible à la malade de porter un verre à sa bouche.

2 juillet. Les troubles de la locomotion s'accroissent. La malade présente toujours une certaine force de résistance : on ne peut lui fléchir les jambes malgré elle.

Juillet-août-septembre. La situation reste la même : alternatives de douleurs lancinantes et de crises gastriques.

1er octobre. Application permanente d'un aimant. De deux en deux jours, M. le docteur Raïchline veut bien, sur notre demande, essayer la faradisation localisée des membres.

9 octobre. Amélioration considérable de la parésie et de l'anesthésie : *la sensibilité reparaît dans les zones anesthésiées* ci-dessus décrites.

Cependant, la joue droite reste insensible ; il en est de même de la face externe du petit orteil et du petit doigt gauches, ainsi que d'une zone sus-malléolaire droite en forme de bracelet de 0 m 05 de hauteur. La marche est considérablement améliorée. Les vomissements reviennent de temps en temps.

CONCLUSIONS

I. — Le tabes et l'hystérie peuvent coexister chez le même malade, l'un précédant l'autre ou inversement.

II. — Il résulte de l'association de ces deux maladies un tableau clinique très variable qui peut simuler telle ou telle affection de la moelle ou du cerveau et, par conséquent, conduire à des erreurs graves de diagnostic.

III. — En présence de cas compliqués au point de vue symptomatique, la tâche du clinicien est de rechercher s'il n'y a pas d'associations morbides telles que celles décrites plus haut.

IV. — A ce point de vue, le tabes et l'hystérie fournissent de bons exemples.

PARIS. — IMPRIMERIE TROUBLÉ, 7 BIS, BOULEVARD DE VAUGIRARD.

www.ingramcontent.com/pod-product-compliance
Lightning Source LLC
LaVergne TN
LVHW012010160826
845678LV00002B/745

* 9 7 8 2 3 2 9 6 7 0 3 7 9 *